AF322254

Dr Legrain

Médecin en Chef des Asiles de la Seine

Tuberculose, Alcoolisme & Assistance rationnelle

MÉMOIRE

présenté au IXᵉ Congrès International contre l'Alcoolisme

Brême 1903

AUX BUREAUX
des ANNALES ANTIALCOOLIQUES
12, Rue de Condé, Paris VIᵉ

TUBERCULOSE, ALCOOLISME
&
ASSISTANCE RATIONNELLE

MÉMOIRE

présenté au IXe Congrès International contre l'Alcoolisme
Brême 1903

———

Le mouvement de défense contre la tuberculose prend un extraordinaire développement depuis quelques années dans tous les pays. Il recueille des marques de sympathie de la part de tous les gouvernements ; des capitaux énormes sont obtenus de la charité privée et les institutions antituberculeuses ne se comptent plus. La tuberculose est devenue question d'Etat. Déjà de bons esprits, dont on ne peut suspecter la tendresse à l'égard de toutes les misères humaines, ont protesté contre un pareil déploiement de forces, non pas qu'ils le considèrent, *intrinsèquement*, comme inutile ou inopportum, mais parce qu'ils jugent que l'intérêt de l'assistance générale exige un meilleur équilibre, une plus juste répartition de l'effort charitable contre les maux qui désolent gravement les collectivités.

Et ils pensent, non sans raison, que ces maux s'enchaînent, qu'ils sont solidaires, que certains, telle la tuberculose elle-même, malgré leur extrême gravité, ne sont au demeurant que des résultats, que des aboutissants, et que les efforts sont boiteux, sinon stériles, qui s'attaquent aux effets sans se préoccuper des causes.

De ces protestations que nous avons des premiers formulées il y a deux ans [1], est née une orientation nouvelle, bien plus fructueuse à notre avis, qui s'est affirmée à la dernière réunion du *Bureau international de la tuberculose* (session de Paris,

---

[1] Conférence au Congrès universitaire de Toulouse et, *passim, in. L'Alcool.*

1903). M. Casimir Périor, M. le Dʳ Brouardel, M. Cheysson et d'autres orateurs ont vivement insisté sur l'obligation pour les antituberculeux de réunir dans une même campagne, et cela dans l'intérêt même de l'antituberculose, l'alcoolisme et les logements insalubres, ces deux grands générateurs de tuberculose[1]. Cela est un commencement de ce que nous appellerons volontiers *l'assistance intégrale* des déshérités, autant de cellules sociales souffrant de mille maux synthétisés ressortissant à des remèdes multiformes, mais dont il faut savamment combiner les doses en des formules également synthétiques. C'est, pour me servir d'une comparaison médicale, la substitution de la médecine générale à la médecine de symptôme.

Cette subordination étroite de certains états morbides sociaux des uns aux autres devient un fait éclatant quand on étudie comparativement la tuberculose et l'alcoolisme.

Les rapports de ces deux fléaux ne sont plus contestés par personne. On doit précisément à l'étude intensive que l'on a faite de la tuberculose dans ces dernières années d'avoir accentué ces rapports et d'en avoir fait une évidence, un aphorisme scientifique. Disons que c'est aussi un aphorisme social et même d'économie sociale.

L'action prédisposante de l'alcool ne diffère pas pour la tuberculose, il faut bien le faire remarquer, de ce qu'elle est pour les autres maladies, infectieuses ou contagieuses. L'alcool altère la résistance de tout organisme vivant qu'il touche, et, s'il est classique maintenant qu'un homme alcoolisé résiste moins aux atteintes du choléra, du paludisme, de la septicémie, de la tuberculose etc, il est non moins classique que l'alcool aggrave jusqu'aux traumatismes, accidentels ou chirurgicaux.

Toutefois, en ce qui concerne la tuberculose, le problème apparait plus grave ; car la tuberculose est, de toutes les infections, celle qui s'attaque avec le plus de prédilection à l'organisme humain, et fait le plus grand nombre de victimes.

Il y a lieu de considérer l'alcool, facteur prédisposant, au point de vue *individuel* et au point de vue *social*.

L'alcool prédispose l'*individu* à la tuberculose par son action

---

[1] Malheureusement il faut un peu déchanter depuis le dernier Congrès antialcoolique de Paris (oct. 1903). A ce Congrès, les Dʳˢ Brouardel et Landouzy, chargés d'un rapport « *Sur l'appui que les œuvres antialcooliques peuvent trouver auprès des œuvres antituberculeuses* », après avoir démontré plus lumineusement que jamais que la tuberculose est en fonction de l'alcoolisme, devaient, nous semble-t-il, conclure logiquement à l'effort maximum en faveur de l'antialcoolisme. Bien au contraire. Ils concluent, prétextant que la tâche des ligues antituberculeuses est infiniment lourde, que l'appui de ces dernières à l'endroit des ligues antialcooliques ne saurait être que moral. Suprême illogisme, dont souffrent tant d'œuvres juxtaposées, qui devraient être confondues. A St-Etienne, quelques semaines après, s'est formée pourtant une *Alliance d'Hygiène sociale* dont la constitution définitive orientera peut-être d'une façon définitive les bons esprits dans une direction idéalement utile.

paralysante et asphyxiante sur le protoplasma cellulaire qui n'est plus en état de résister à l'invasion parasitaire.

Il prédispose encore en détruisant tous les moyens de défense de l'organisme, notamment en altérant l'intégrité du système nerveux, central et périphérique, dont il est un poison électif. A son action excitante bien passagère succède une action *stupéfiante*, manifeste notamment dans l'ivresse. Il compromet ainsi le pouvoir régulateur du système nerveux.

Il diminue à ce point l'énergie de résistance que l'on voit succomber à des tuberculoses rapides des hommes en puissance d'alcool, dont la constitution était originellement vigoureuse et indemne de toute tare.

Mais c'est par son action d'ensemble sur la nutrition générale qu'il débilite surtout. Il crée l'inappétence, l'anorexie, l'alimentation irrégulière et insuffisante, des troubles digestifs et par suite une élaboration vicieuse de la matière. A la longue et par des mécanismes très complexes, il crée une nutrition retardante avec toutes ses manifestations cliniques. Obésité, d'autre fois autophagie, dystrophies de toutes sortes etc., sont des syndromes courants dans son histoire pathologique.

L'altération générale de l'organisme, témoin de son usure, se traduit, on le sait, par une diminution de la durée moyenne de la vie, et par une apparition précoce de la décrépitude sénile.

Comment un organisme ainsi torturé par le poison pourrait-il faire longtemps les frais de la résistance à l'invasion de la tuberculose ?

Mais l'alcool fait davantage en étendant à la descendance de l'intoxiqué son action néfaste. De l'alcoolisé ne peuvent naitre que des êtres doués du minimum de résistance. En créant des débilités congénitales, l'alcool prédispose l'hérédo-alcoolique à la tuberculose du jeune âge, bien plus fréquente, on le sait, que la tuberculose héréditaire, dont la réalité même est contestée.

C'est un fait que les enfants d'alcooliques sont fréquemment atteints de coxalgie, de tumeurs blanches, de mal de Pott et de tuberculose pulmonaire sans être issus pour cela de tuberculeux.

Enfin, en continuant son action sur un organisme déjà infecté par la tuberculose, l'alcool aggrave cette infection et en précipite l'évolution. Bien plus, fait beaucoup plus grave dont les antituberculeux doivent tenir le plus grand compte, il compromet la guérison de la tuberculose, toujours possible en principe.

Sur cette base, on peut dire, malgré les assertions récentes de quelques savants italiens, dont les expériences physiologiques ne sauraient prévaloir contre les données de la clinique journalière, que la thérapeutique systématique de la tuberculose chronique par l'alcool se présente sous toutes les apparences d'un contre-sens physiologique.

Au point de vue *social* l'alcool prédispose l'homme à la tuberculose en détruisant chez lui tout ressort et tout idéal moral, toute conscience de ses besoins vrais. Ce n'est pas en vain que la cellule cérébrale subit continuement l'imprégnation d'un poison stupéfiant, même à dose modérée. Les altérations psychiques et morales, souvent difficiles à déceler au début, ne tardent pas à prendre des caractères cliniques bien déterminés, même chez les individus non adonnés à l'ivrognerie.

Elles se traduisent tantôt plus, tantôt moins, mais toujours, par la négligence de la personne physique, par la misère avec tous ses représentants : exiguité, encombrement et insalubrité des logements, alimentation précaire. L'alcoolisé, en général, méconnaît les règles les plus élémentaires de l'hygiène individuelle et collective.

L'alcoolisé ne sait ni manger, ni se vêtir, ni se loger, ni donner à sa vie une tournure conforme à l'éthique.

Or, si la cause vraie, tangible de la tuberculose est bien un élément-contage, un micro-organisme, le bacille de Koch, on ne saurait méconnaître l'importance des facteurs capables d'exalter sa pullulation et d'utiliser au mieux sa virulence. Il est clair que l'*action* du bacille n'est redoutable qu'eu égard à la *non réaction* de l'organisme. Et l'on peut dire que, sur le terrain social, la cause vraie de la maladie n'est plus le bacille, mais tout ce qui favorise sa nocuité. Les causes secondes acquièrent dans la pratique une valeur bien supérieure et elles sont réunies électivement chez l'alcoolique plus que chez tout autre : maladies graves, débilitation, débauches, fatigues inutiles, surmenage fatal, misère physiologique, morale et pécuniaire, défaut d'hygiène etc.

D'où cette conclusion formelle : sur le terrain pratique, il faut se garder de confondre la *tuberculose* avec le *tuberculeux*. La tuberculose est une entité morbide simple ; le tuberculeux, malade à traiter, est une entité d'une infinie complexité que l'on attaquerait malhabilement en ne la considérant que comme une victime du bacille.

Logiquement il suit de là que le traitement de la tuberculose suppose le traitement de toutes les causes qui font du tuberculeux un être complexe et que ce traitement est avant tout *social*, c'est-à-dire préventif. C'est par une voie indirecte par conséquent, que le tuberculeux, pris individuellement, bénéficiera le plus des mesures dirigées contre la tuberculose.

Guérir, en effet, quelques tuberculeux dont le nombre ne cessera de grandir tant qu'on ne s'adressera qu'à eux, ce n'est pas faire plus pour la disparition de la tuberculose que guérir quelques buveurs n'est faire pour la disparition de l'ivrognerie et des habitudes sociales de boire. De même que pour la tuberculose, l'origine de l'alcoolisme est complexe et il n'est pas plus sage de confondre le buveur avec l'ivrognerie que le tuberculeux avec la tuberculose.

Bien que cela semble paradoxal, nous dirons que c'est reculer indéfiniment, et sans profit réel pour la masse, la solution du problème, que de s'attaquer à la cause *originelle*, quand il est avéré que toutes les causes dites *accessoires* jouent le rôle principal.

Faut-il ajouter que nous n'entendons nullement dire qu'il ne faut ni traiter, ni secourir les tuberculeux comme on le fait maintenant. Supposer une pareille pensée aux médecins qui soutiennent la précédente thèse serait absurde et tendancieux. Nous voulons seulement mettre en garde contre un mouvement charitable dont l'intensité sera fertile en déboires si l'on n'y prend garde. Pour faire de l'assistance vraiment utile et opportune il faut dominer les questions de sentiment. Si ce n'est pas faire, pour le temps présent, le bien de tous les tuberculeux, c'est leur assurer pour l'avenir une assistance plus féconde parce qu'elle sera plus éclairée.

Nous voulons rappeler seulement que pour aller plus vite et plus sûrement au but, il est logique de s'attacher tout d'abord, et par ordre d'importance, à traiter les habitudes de boisson et à détruire les foyers d'alcoolisation.

Si la contagiosité de la tuberculose est réelle, il faut bien considérer que, par entraînement, on a été amené à en exagérer l'importance. Il est bon de la proclamer très haut, parce que la terreur salutaire qu'elle inspire peut conduire peu à peu les hommes à modifier les conditions générales de leur hygiène individuelle au profit de la collectivité. Si la crainte des poussières de crachats en effet pouvait amener petit à petit ce résultat que les hommes cesseraient de cracher à terre, ce serait un bienfait incomparable, non seulement au point de vue de la tuberculose, mais au point de vue de bien d'autres maux dont les germes sont également dans les crachats.

Mais les hygiénistes doivent prendre en considération la contagiosité de toutes les maladies au même titre que celle de la tuberculose.

C'est une erreur de dire que la guerre au crachat, que l'isolement des tuberculeux, que leur traitement individuel sont les premiers articles de foi de la lutte antituberculeuse.

Si le sanatorium est une utilité incontestable pour le tuberculeux, ce sera une erreur sociale tant que son existence ne sera pas contrebalancée par le développement parallèle d'œuvres de prophylaxie générale dont la lutte antialcoolique est parmi les principales.

Tous les antituberculeux souscriront aujourd'hui à cet aphorisme : triompher de l'alcoolisme est triompher de la tuberculose.

Il s'en suit que, si l'on met en parallèle l'antituberculose et

l'antialcoolisme en tant que facteurs subordonnés en partie
l'une et l'autre, on est obligé de reconnaître que les efforts de
l'Assistance publique et de la Charité privée sont gaspillés, s'ils
se concentrent exagérément, comme c'est le cas à l'heure
actuelle, du côté de l'antituberculose. La protection des pou-
voirs publics et la richesse sociale dévient si elles ne s'adressent pas, en proportion au moins égale, aux besoins de l'antialcoolisme.

Le sanatorium antituberculeux réclame à côté de lui le sanatorium antialcoolique, mot nouveau peut-être pour beaucoup,
mais bien connu pourtant de tous ceux qui ont fouillé profon-
dément le lugubre problème social de l'alcoolisme ; tous les
cliniciens qui ont observé ce cérébral qu'est le buveur d'habitu-
de ; qui ont appris que la cure de l'alcoolisme, œuvre de la médecine générale, n'a rien à voir avec la cure de l'ivrognerie,
avec la réforme des habitudes de boire, qui est à la base de l'alcoolisme ; tous ceux enfin qui, ayant fait cette étude, partout, à
l'asile, à l'hôpital, dans le monde, ont appris que le buveur est
un faible, qui ne demande qu'à guérir, qu'il peut guérir et
redevenir une unité sociale productive, au lieu d'être *in œter-
num* un parasite, candidat aux plus coûteuses déchéances, y
compris la tuberculose.

Il y a des sanatoriums pour les aliénés, d'autres pour les épi-
leptiques, d'autres pour les idiots ; il y en a pour les prosti-
tuées et les criminels libérés. Il n'y a rien ou presque rien pour
les alcooliques, pépinières d'êtres où se recrutent tous les dégé-
nérés ci-dessus. Moins coûteux que le sanatorium antituberculeux, le sanatorium antialcoolique serait plus fructueux, même
au point de vue de l'antituberculose.

La solidarité des efforts des antialcoolistes peut faire plus
contre la tuberculose que les sanatoriums qui s'adressent seulement à quelques malades et dont le vice principal est de ne
point garantir les lendemains de la cure, où l'on retrouve,
plus graves que jamais, les causes vraies de la maladie.

Nous disons plus graves, car la misère première se doublera
du chômage forcé de la cure, parce que le logis déserté sera
plus insalubre que jamais, parce qu'enfin le tuberculeux libéré
n'aura pour référence dans sa nouvelle recherche d'une posi-
tion sociale que son bulletin de sortie du sanatorium.

Le vrai traitement individuel et surtout social de la tuberculose est, croyons-nous, dans l'emploi des moyens préventifs.
Si cruel que ce soit pour notre sensibilité, il faut comprendre
que, dans la lutte contre le fléau, il y a une part énorme à faire
pour le feu, mais comprendre aussi que hâter la prophylaxie
intégrale du fléau, c'est réduire au plus tôt cette part du feu.

Le principal des moyens préventifs découle naturellement
des déclarations uniformes de tous les observateurs : c'est
l'abstention rigoureuse des boissons alcooliques et la vulgari-

sation de ce principe par toutes les voies possibles. Simple conviction à acquérir, ce qui est aisé ; simple acte civique à accomplir ensuite, ce qui est plus malaisé.

Une autre conséquence découle des prémisses exposées ci-dessus, c'est que les œuvres antituberculeuses doivent être simultanément, sous peine de faillir à leur mission, des œuvres antialcooliques. Les médecins courageux qui se vouent à la lutte antituberculeuse, les médecins des sanatoriums, les médecins des dispensaires (organismes bien supérieurs aux sanatoriums, parce que prophylactiques) ont le devoir de prêcher d'exemple, et d'enseigner l'abstinence à leurs malades. Nous connaissons très peu de sanatoriums d'où les boissons alcooliques aient été rigoureusement bannies ; c'est au moins illogique.

En tout état de cause, les sanatoriums présents et à venir doivent être des centres d'éducation antialcoolique par la doctrine et par l'exemple.

Le traitement lui-même des tuberculeux dans ces établissements doit comprendre un entraînement méthodique, progressif et raisonné, à la pratique de l'abstinence. Il faut que le tuberculeux sache à quoi il s'expose s'il consomme des boissons fortes ; il faut qu'il sache qu'elles lui sont inutiles et qu'il a toujours avantage à s'en passer ; il faut enfin qu'il sache que l'abus est à la suite de l'usage, et que le tuberculeux, moins que tout autre, a le droit d'user, s'il veut éviter sûrement l'abus.

Bref, le régime abstinent est de rigueur au double point de vue individuel et social, thérapeutique et préventif.

C'est là une grosse réforme que l'on voit poindre à peine. A elle seule, si elle ne triomphe pas de la tuberculose, elle peut en amener la décroissance rapide, et préparer son anéantissement définitif.

Dr LEGRAIN.

www.ingramcontent.com/pod-product-compliance
Lightning Source LLC
LaVergne TN
LVHW050245060726
842525LV00007B/2856